AF233826

MORT SUBITE

VINGT-SEPT JOURS APRÈS L'ACCOUCHEMENT,

SINGULARITÉ ANATOMIQUE

RENCONTRÉE A L'AUTOPSIE,

Par le Docteur LEBON,

CHIRURGIEN ADJOINT A L'HOSPICE SAINT-JEAN-L'AUMONIER.

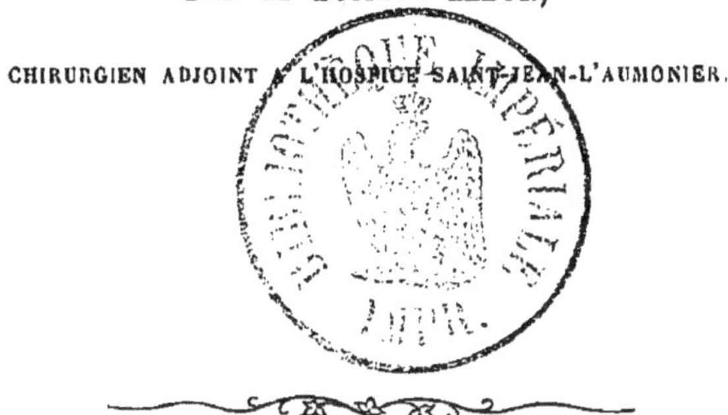

BESANÇON,

IMPRIMERIE ET LITHOGRAPHIE DE J. JACQUIN,

Grande-Rue, 14, à la Vieille-Intendance

—

1865.

MORT SUBITE 27 JOURS APRÈS L'ACCOUCHEMENT.

SINGULARITÉ ANATOMIQUE RENCONTRÉE A L'AUTOPSIE.

Les morts subites consécutives à l'accouchement n'ont fixé d'une manière spéciale l'attention du corps médical que dans ces dernières années. Ce n'est guère que depuis la mort subite de la duchesse de Nemours que cette question préoccupe la presse médicale. De ce jour, en effet, l'Académie de Médecine et un grand nombre de sociétés savantes ont mis au concours la recherche des causes de ces accidents aussi subits que redoutables, qui semblent défier et les ressources de la thérapeutique et les prévisions des accoucheurs.

L'entrée de gaz dans le torrent circulatoire par l'ouverture des veines utérines restées béantes après le travail de la parturition, l'introduction de liquide purulent par les mêmes voies dans la circulation, sont, avec l'embolie, les seules explications que l'on ait données jusqu'ici de ces morts étranges.

Un cas de mort subite s'étant présenté dans le service dont j'étais chargé à l'hospice Saint-Jean-l'Aumônier, j'ai cru devoir chercher si l'autopsie ne jetterait pas quelque lumière sur la cause d'une mort si extraordinaire.

Avant de donner le résultat de cette nécropsie, il me paraît utile d'entrer dans quelques détails commémoratifs sur le sujet de cette observation.

Le 29 août, M. le docteur Parguez, en me remettant le service, me montrait, dans la salle des filles vénériennes, la nommée N., âgée de 23 ans, qu'il avait reçue par commisération, bien qu'elle n'offrît aucun signe de syphilis. Comme cette malade était sans ressources et ne savait où trouver un gîte au sortir de l'asile, où elle était entrée avant ses couches pour une leucorrhée, M. Parguez avait bien voulu la recevoir quelques jours pour lui donner le temps de se procurer un moyen d'existence à elle et à son nourrisson.

A la visite du 29, elle se plaignit de quelques coliques et de diarrhée. Deux pilules de cinq centigrammes chacune d'extrait gommeux d'opium lui furent ordonnées. Le lendemain 30, à ma visite, j'appris que cette malheureuse était morte depuis deux heures, c'est-à-dire à cinq heures du matin, au moment où, après avoir allaité son enfant, elle le replaçait dans son berceau. Elle lui avait donné le sein comme d'habitude, elle avait causé avec ses voisines; rien, en un mot, ne faisait présager une fin aussi prématurée. Des deux pilules ordonnées la veille, une seule avait été prise par la malade, la seconde a été retrouvée près du lit de la fille N.

En allant aux renseignements, je sus que cette fille primipare était accouchée le 3 août précédent, après cinq heures d'un travail qui n'avait présenté aucune difficulté ; les douleurs s'étaient suivies avec beaucoup de régularité, avec des intermittences assez longues ; enfin elle avait mis au monde un garçon gros et bien constitué.

Les suites des couches avaient été naturelles ; il y avait eu, comme cela devait avoir lieu, quelques tranchées, mais d'une médiocre intensité ; l'utérus s'était d'ailleurs de suite rétracté très franchement. Vingt jours après ses couches, cette malade était sortie de la maternité pour aller à la mairie faire viser son billet d'admission à la salle Saint-Cosme, où elle était entrée le 24 août ; le 27 et le 28 elle avait eu quelques selles, et le 29, comme je l'ai dit, elle avait pris cinq centigrammes d'extrait gommeux d'opium. Rien, on le voit dans ce commémoratif, n'était capable de faire prévoir l'accident qui devait l'enlever le 30.

Le 31, à six heures du matin, c'est-à-dire 25 heures après la mort, j'ai fait l'autopsie de cette fille. M. Aubry, interne distingué de l'hôpital Saint-Jacques, a bien voulu me prêter son concours pour cette opération. L'aspect du cadavre n'offrait rien de spécial à signaler ; les traits étaient parfaitement réguliers ; aussi, la veille, cet état avait frappé les voisines de la fille N., qui me disaient : Elle n'est pas changée du tout ; on dirait qu'elle dort. Les articulations étaient souples, la contraction cadavérique avait déjà disparu.

La fille N., originaire des montagnes du Doubs, était parfaitement constituée, comme les habitants de ces contrées. La fermeté des chairs, le développement des jambes et des bras, dénotaient une musculation énergique ; les cheveux, très noirs et presque crépus, indiquaient un tempérament sanguin. Il n'existait aucun signe d'amaigrissement ou de dépérissement.

Les seins renfermaient encore un peu de lait ; le cadavre ne présentait aucune trace de cyanose même cadavérique ; il n'existait pas d'écume, pas de sang sur les lèvres, dans la bouche ou dans les narines ; en un mot rien ne dénotait une asphyxie lente ou rapide.

Les membres étaient fermes sans trace d'infiltration, sans gonflement des cuisses qui ait pu faire songer à l'*alba doléns*. J'entre dans tous ces détails, parce que, dans cette observation, les symptômes négatifs sont d'une grande valeur.

Les poumons étaient sains, crépitants, d'une belle couleur ardoise, sans traces d'hépatisation ou d'engorgement ; seulement il existait, en haut et en arrière à droite, une légère adhérence circonscrite sur un espace d'environ un centimètre de diamètre.

Le cœur avait l'aspect et la couleur normale, il présentait sur le ventricule gauche une plaque laiteuse de la grandeur d'une pièce de cinquante centimes. Cet organe renfermait une très petite quantité de sang noir et très diffluent, mais sans aucun caillot.

Les orifices ventriculaires et des gros vaisseaux paraissaient sains et ne présentaient aucune altération.

Trois ou quatre ganglions du médiastin offraient quelques petits tubercules miliaires à l'état de crudité.

La crosse de l'aorte et l'aorte, ainsi que les artères et les veines iliaques, incisées dans toute leur étendue, ne présentaient aucune trace d'embolie. L'utérus et ses annexes étaient tels qu'on devait les trouver chez une femme accouchée depuis moins d'un mois. La muqueuse utérine, incomplétement réorganisée, offrait une surface d'un centimètre carré environ à l'état de travail réparatoire et couvert d'un muco-pus de bonne nature. Du reste, la fille N. ne tachait plus son linge, et les parties génitales extérieures n'offraient les traces d'aucun suintement.

Les reins, d'un tiers environ plus volumineux que d'habitude, étaient tous deux pourvus de deux uretères partant des deux extrémités du hile; bien que doubles, ces uretères étaient gros chacun comme une forte plume d'oie. Ces quatre conduits aboutissaient aux parties latérales de la vessie. La structure propre du rein était d'ailleurs parfaitement normale.

La boîte osseuse du crâne enlevée, nous remarquons une légère infiltration séreuse et un manque de consistance de la substance grise, qui n'allait pas cependant jusqu'au ramollissement; en renversant le cerveau, la voûte à trois piliers s'allonge sans se rompre, comme si elle avait été constituée par une matière résineuse liquide; les ventricules, le bulbe, ainsi que la presque totalité de la substance blanche, offraient un ramollissement qu'on pourrait, sans exagération, appeler crémeux; le ramollissement ne dépassait pas l'extrémité du bulbe ; nous avons inutilement recherché avec le plus grand soin des traces d'hémorragies anciennes ou récentes.

Je ne sais, Messieurs, si cette observation vous a frappés comme moi, mais elle me paraît intéressante au point de vue de l'intégrité des organes circulatoires, de l'anomalie des reins et du ramollissement cérébral. Si vous le permettez, nous nous arrêterons quelques instants sur chacun de ces faits.

a. Il me semble tout d'abord qu'il est manifeste que la mort ne peut être le résultat, dans ce cas particulier, de l'introduction de gaz ou de liquide purulent dans le torrent circulatoire, et que l'embolie n'a joué aucun rôle comme cause de la mort de la fille N. J'avoue, d'ailleurs, ne pas comprendre la théorie qui explique de pareils accidents ; en effet, l'utérus, rétracté comme il l'est huit ou dix jours après l'accouchement, ne saurait permettre la supposition de vaisseaux béants, et, si l'on devait admettre cette thèse, il faudrait croire également à la possibilité de l'introduction de gaz dans la circulation par les plaies de date récente, car sans cela, pourquoi sans motifs supposer que ce danger est une propriété inhérente à la muqueuse utérine en voie de réorganisation, d'autant plus que cette plaie est moins exposée que les autres au contact des gaz, par suite de sa position ?

L'embolie chez les nouvelles accouchées ne me satisfait pas davantage comme explication des morts subites au vingtième jour après le travail. Qu'y a-t-il de particulier chez ces femmes qui les dispose à cet accident ?

Serait-ce le voisinage des gros vaisseaux abdominaux et de l'inflammation utérine? Mais la plaie de la matrice est d'une bien médiocre étendue si on la compare à celle produite par des amputations et des désarticulations de membres, qui ne prédisposent pas cependant à l'embolie. Ces théories, à mon avis, sont nées du désir bien naturel qu'a la science d'expliquer des accidents aussi terribles, survenant au milieu de la santé la plus parfaite en apparence. Pour nous, ces morts subites ont une cause inconnue qu'il faut chercher, mais ailleurs que dans des théories que l'observation cadavérique n'appuie pas.

b. Les anatomistes ont noté depuis longtemps l'existence d'uretères anormaux. « On observe, dit M. Cruveilhier, deux uretères : 1° dans le cas d'unité de rein, les deux reins étant réunis en un seul ; alors l'existence d'un double uretère est constante, à quelques exceptions près ; 2° dans le cas où, les deux reins existant, l'un de ces deux organes est divisé en deux parties distinctes ; dans cette dernière circonstance, les deux uretères se réunissent souvent en un seul, après quelques centimètres de trajet. Il n'existe pas alors de bassinet proprement dit, et on peut considérer les deux uretères comme le prolongement des deux troncs de calices qui se réunissent plus tardivement que de coutume. » (P. 538, t. V, édit. 1852.)

On le voit, le fait que nous signalons paraît sans précédent, car chaque rein, quoique non bilobé, avait deux uretères ; ces deux conduits, d'ailleurs, ne se réunis-

saient dans aucun point de leur trajet, et les deux bas-
sinets existaient bien ; seulement, au lieu d'émerger du
centre du hile, chaque uretère prenait naissance à une
des extrémités de ces poches.

J'ajouterai que les surveillants comme les voisins de la
fille N. n'ont jamais remarqué que cette malade eût des
mixtions plus fréquentes que les autres femmes. La vessie ne paraissait pas volumineuse, et ne contenait que
quelques gouttes d'urine au moment où l'autopsie a été
faite.

c.Le fait sans contredit le plus saillant de cette observation, c'est le ramollissement d'une partie notable du cerveau, que j'ai signalé. Ce ramollissement ne pouvait être
le résultat de la décomposition cadavérique, puisque
l'autopsie a été faite 25 heures après la mort ; à ce moment, le cadavre n'offrait aucun signe de décomposition,
il n'existait aucune infiltration, et il ne s'émanait aucune
odeur du corps, qui était parfaitement conservé.

Ce ramollissement, cause évidente de la mort, ne saurait d'ailleurs être attribué à une hémorragie ancienne
ou récente, car la malade n'avait jamais eu d'accidents
qui pussent faire prévoir cette affection ; l'autopsie n'a
rien révélé qui pût la faire soupçonner ; il n'existait
nulle part de teinte grise ou gangréneuse qui pût éveil-
ler le moindre soupçon d'une rupture de vaisseau ; l'âge
du sujet (23 ans) ne l'exposait pas à l'apoplexie ; sa
constitution vigoureuse ne devait pas davantage l'y pré-
disposer.

J'ai vainement recherché des faits analogues dans les

auteurs qui ont traité *ex professo* de cette matière; ils admettent tous un ramollissement aigu ou chronique, mais un ramollissement aigu ne s'étend pas à toute la substance blanche, et surtout si subitement, sans se révéler par des accidents formidables. M. le professeur Lallemand, dans sa deuxième lettre, dit bien qu'il a vu succomber 22 malades dans le premier septenaire d'un ramollissement aigu, et M. le professeur Andral, dans sa *Clinique médicale* (t. V), rapporte également deux morts survenues, l'une après 12 heures, et l'autre après 15 heures d'un ramollissement aigu ; mais entre 12 heures et une mort subite il y a tout un monde. Du reste, ces deux praticiens avaient de suite reconnu l'affection à des symptômes très accentués; chez la fille N. l'absence de symptômes constitue précisément toute la nouveauté de l'observation.

Si le ramollissement chronique, à son début, peut échapper à l'investigation la plus savante, il n'en est pas de même à la seconde période, alors que les douleurs de tête, par leur persistance, éveillent forcément l'attention du médecin; à l'insensibilité et au fourmillement des membres succèdent des paralysies partielles, les fonctions des intestins se troublent, puis la paralysie partielle fait chaque jour de nouveaux progrès. Le coma, le trouble de l'intelligence, la perte de mémoire, éclairent le diagnostic, de sorte que le plus modeste praticien, s'il ne reconnaît toute la gravité de l'affection qu'il a sous les yeux, conçoit du moins de graves inquiétudes sur la santé de son malade.

A l'état aigu, les mêmes accidents marchent avec une telle rapidité qu'il est impossible que le médecin ne diagnostique de suite une affection grave du cerveau, et même très grave.

Dans le cas qui nous occupe ici, rien de tout cela n'a existé ; une heure, cinq minutes avant la mort, la fille N. jouissait de toutes ses facultés intellectuelles et physiologiques. Aussi vous me permettrez, Messieurs, en terminant, de faire un appel à vos lumières et de vous demander comment des lésions aussi considérables du côté du cerveau ont pu se produire sans manifestations extérieures.

BESANÇON, IMPRIMERIE DE J. JACQUIN.